DE LA MÉDECINE

MATÉRIALISTE ET POSITIVISTE

DE LA

MÉDECINE

MATÉRIALISTE ET POSITIVISTE

PAR M. LADEVI-ROCHE

PROFESSEUR HONORAIRE DE PHILOSOPHIE A LA FACULTÉ DES LETTRES
DE BORDEAUX
ANCIEN ÉLÈVE DE L'ÉCOLE NORMALE

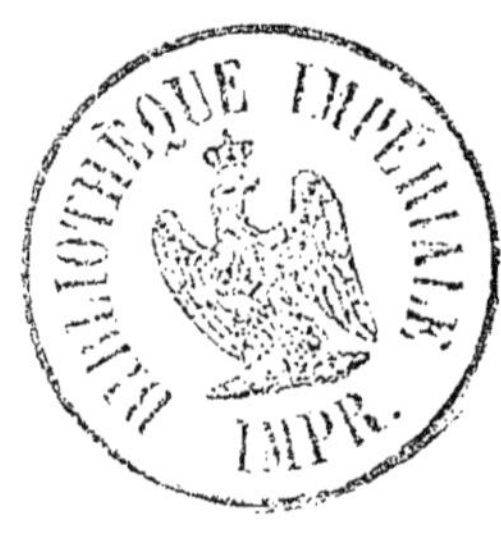

A PARIS

CHEZ HACHETTE ET Ce, RUE SAINT-GERMAIN, 77

A BORDEAUX

CHEZ CODERC, DEGRÉTEAU ET POUJOL
(MAISON LAFARGUE)
28, Rue du Pas St-Georges, 28

FERET,
Cours de l'Intendance, 15
SAUVAT,
Rue Saint-Rémi, 5

1868

DE LA

MÉDECINE

MATÉRIALISTE ET POSITIVISTE

Le positivisme, tout en nous disant qu'il a rallié à ses doctrines la presque totalité de la société française qui doit un beau matin, d'après ses prophéties, se réveiller tout entière convertie à ses idées, n'en redouble pas moins d'efforts pour étendre de plus en plus le règne de ses principes. Naguère il étalait avec complaisance ses théories sur l'homme singe, sur la morale indépendante, sur la genèse du monde, sur la nouvelle organisation sociale, sur la pluralité des races; aujourd'hui il nous propose un nouveau système de médecine légale qui consiste à remplacer toutes les maisons de correction par des maisons de santé : et en même temps il nous apporte un nouveau genre de pathologie, de thérapeutique et d'hygiène qui doit nous guérir de tous nos maux. A tout le moins lui devons-nous un tribut de reconnaissance pour ses bonnes intentions. Et pour nous faire mieux apprécier la valeur de ce nouveau bienfait ne trouvant pas la publicité de la presse assez grande pour la propagation de ses idées, il choisit l'enceinte même de la première école de médecine du monde : et là sous les yeux du plus illustre aréopage médical qui fut jamais, par l'organe de l'un de ses plus fervents adeptes (1), il nous dit : Ne parlons plus de l'âme ni de la liberté. Ces deux grandes puissances du vieux temps, la science les a vaincues et détrônées. Désormais le présent et l'avenir appartiennent à l'idée matérialiste. Arrière la médecine spiritualiste! elle a fait son temps; elle n'a plus en partage que de vieux préjugés et de vieilles routines. Le principe de tout mal comme de tout bien est dans le cerveau. C'est lui et lui seul qui suivant son état sain ou maladif et plus ou moins perfectionné fait la raison ou la déraison, la sagesse ou la folie, le génie ou l'imbécilité, le vice ou la vertu, la crédulité ou l'incrédulité. — Ces paroles paraîtront étranges à bien des lecteurs imbus des vieilles idées : qu'y faire? Le char du progrès n'avance, dit-on, qu'en marchant sur les ruines amoncelées des vieilles croyances. C'est la loi du destin, ou plutôt de l'idée positiviste.

Ce langage qui porte avec lui, dans l'étrangeté de ses assertions, plus d'un correctif, séduit pourtant bien des intelligences, celles surtout que le sophisme adroit trouve désarmées pour se défendre contre ses atteintes : parce que, tout en sachant beaucoup de choses, elles ignorent le premier des arts, le plus difficile et le plus important de tous à de certaines époques, l'art de reconnaître et de démas-

(1) Le docteur Grenier, auteur de la thèse médico-philosophique sur le libre arbitre de l'homme qui a été suivie d'une seconde thèse sur le ramollissement sénile du cerveau, toutes deux enseignant le matérialisme le plus complet.

quer le faux sous les apparences du vrai, l'art de déjouer les ruses de l'esprit sophistique.

Entre la médecine matérialiste et la médecine spiritualiste il n'y a qu'une seule question à résoudre : celle de savoir si la médecine matérialiste est, oui ou non, en possession, ainsi qu'elle le prétend, du suffrage exclusif de cette grande autorité que l'on appelle la science. Si elle l'est, tout est dit : c'est elle qu'il faut saluer du nom de souveraine bienfaitrice du genre humain. C'est elle qui a trouvé et qui applique les vrais remèdes et les seuls capables de nous guérir ou de nous soulager dans nos maux. Si, au contraire, elle s'attribue un titre usurpé, le moins que l'on puisse faire c'est de lui fermer sa porte : car au lieu d'apporter la vie et la santé, c'est la mort ou l'aggravation de nos maux qu'elle amène avec elle. C'est un ennemi commun qu'il faut signaler et montrer du doigt.

La médecine matérialiste jalouse d'être d'accord avec elle-même prétend ce qu'elle doit prétendre que toutes nos maladies dérivent d'une seule et même cause toujours matérielle, savoir de la lésion de quelqu'un de nos organes ou de la lésion de quelqu'une de leurs fonctions. Elle applique cette loi aux maladies mentales qu'elle rapporte sans exception à quelque lésion du cerveau. En est-il ainsi ? Le problème est facile à résoudre. C'est une question de faits. Il n'y a qu'à les interroger. La réponse ne se fera pas attendre.

Il ne faut pas perdre de vue que la médecine spiritualiste que nous défendons n'est ni le vitalisme de l'école de Montpellier ni l'animisme de Sthal. C'est tout simplement la médecine qui dans l'étude des maladies s'impose la loi de tenir compte de tous les éléments qui les constituent sans en exclure aucun quel qu'il soit physique ou moral, psychologique ou physiologique. Les affections morales quand elle les rencontre parmi les causes de nos maladies attirent et obtiennent son attention tout autant que les lésions organiques. Sur ce point elle se sépare non-seulement de la médecine matérialiste, mais encore de la médecine organicienne et de la médecine expérimentale de nos jours qui sans exclure l'âme prétendent, elles aussi, que toutes nos maladies proviennent d'une lésion organique. En est-il ainsi ? Tout le débat est là. Le moral, l'âme, les idées, les passions, les émotions du cœur ne sont-ils pour rien, ou entrent-ils pour beaucoup dans l'origine de nos maladies.

Nous voyons tous les jours de fortes et puissantes intelligences arrêtées tout-à-coup dans le cours de leurs travaux scientifiques par l'impuissance des organes et surtout du cerveau à continuer de leur prêter leur concours. Entraînées par leur ardeur à la poursuite de recherches commencées au bout desquelles elles entrevoient quelques vérités nouvelles, ne consultant que leur énergie personnelle, ces intelligences refusent aux organes toute espèce de repos, même celui du sommeil ; et par l'excessif labeur qu'elles leur imposent, elles les fatiguent et finissent par les rendre malades. Le cerveau est le premier à souffrir de ce trop rude travail, d'où résultent quelquefois des maladies cérébrales dont le premier remède est le ralentissement de l'activité de la pensée et plus d'une fois une trêve et un repos absolus.

Ce genre de maladies fréquent chez les peuples qui cultivent beaucoup leur intelligence se présente sous une multitude de formes variées : tantôt c'est le cerveau qui est lésé ou frappé de lassitude. Tantôt c'est un autre organe qui subit le contre-coup et qui réagit sur le cerveau. D'autres fois ce sont les viscères qui sont atteints : c'est une gastrite, une entérite, et malgré leur variété ces diverses maladies sont provoquées souvent par une trop grande contention d'esprit.

Ces faits que personne ne conteste, pas même le docteur Grenier (1), (p. 39 de sa 1re thèse), attestent évidemment combien il est inexact de prétendre que toutes nos maladies proviennent d'une lésion organique : car dans ces exemples, la lésion organique au lieu de produire la maladie, est-elle même produite par une cause intellectuelle, par une trop grande activité de la pensée à tel point que si cette activité s'arrête, la maladie s'arrête aussi ; et si elle continue, l'organe s'épuise, s'affaisse et finit par refuser son concours tant est grande l'influence de la pensée sur l'organisme.

Les exemples que nous venons de citer ne sont pas des faits exceptionnels. Loin de là : ils ne sont que quelques cas des faits sans nombre par lesquels l'âme manifeste son action sur les organes. Ainsi si l'on se laisse aller à un violent accès de colère tout l'organisme en est ébranlé. La bouche écume de rage, les traits s'altèrent, le timbre de la voix se modifie, le pouls se concentre : un frémissement général agite tous les membres : et le résultat final de cette forte émotion quel est-il? Quelquefois une mort soudaine : D'autres fois une secousse maladive plus ou moins prolongée dans tous les organes et toujours une altération de la santé. Et tout le mal d'où vient-il? D'une lésion organique, direz-vous peut-être; mais cette lésion qui l'a produite?

(1) La monomanie, dans sa forme bénigne est souvent le résultat d'un travail trop concentré dans un ordre d'idées restreint.

N'est-ce pas une explosion de colère? Allez-vous dire qu'il y a des tempéraments colériques comme il y en a de phlegmatiques? Oui, certaines organisations sont prédisposées d'avance à prendre feu : mais cela veut dire à manifester plus ou moins vivement les sentiments de haine ou de ressentiment qui sont au fond de l'âme. La promptitude à s'enflammer de la part de certains tempéraments n'est que la promptitude à produire au dehors ce qui se passe au dedans; car comme il y a des colères concentrées qui sans être moins profondes ne donnent aucun signe de vie; il y en a de tout-à-fait expansives qui se produisent par un grand éclat extérieur suivant qu'on est plus ou moins habitué à contenir ou à suivre les élans de la partie irascible de son être. Les maladies produites par la colère ne viennent donc pas d'une lésion organique; puisque cette lésion est dans ce cas un effet produit par la colère, à moins qu'on ne veuille prétendre comme on l'a fait quelquefois et comme le veut le système, que c'est le dehors qui produit le dedans, que c'est le rire qui fait la joie, les pleurs qui font la tristesse, la rougeur des joues qui fait la honte et la paleur des traits qui fait la peur et la colère.

Les faits surabondent pour attester l'immense erreur qui fait naître toutes les maladies d'une lésion organique. Vous prenez l'habitude du jeu. Bientôt c'est une passion à laquelle vous vous abandonnez : dès-lors plus de repos; les alternatives de perte et de gain vous agitent à vous ravir le sommeil; des palpitations de cœur se déclarent. Où en est la cause? Dans la passion du jeu et les secousses extérieures qui s'ensuivent.

Un jeune homme est transplanté en terre étrangère. Les regrets de la patrie absente se font vivement sentir à son cœur. La tristesse, le chagrin, la mélancolie s'emparent de son âme. Il perd le goût des aliments : il s'affaiblit, il maigrit, il s'étiole : il tombe malade atteint d'un mal qui peut devenir grave : c'est le mal du pays, c'est la *nostalgie* dont on ne guérit que par le retour aux lieux qui nous ont vu naître, auprès des premiers amis de notre enfance. — Où donc est ici la prétendue lésion organique qui a produit la *nostalgie*? Si elle existe, c'est le chagrin de la patrie absente qui l'a provoquée. Vous prenez, matérialistes, l'effet pour la cause. Si ce n'était qu'une fois, passe encore ; mais c'est la faute que vous commettez d'un bout de votre système à l'autre.

Vous éprouvez une vive contrariété, toute votre sensibilité en est émue : mais au lieu d'épancher votre peine vous la concentrez. La réaction sur l'organisme en est d'autant plus forte ; elle se fait sentir surtout, si telle est votre constitution, sur l'organe secréteur de la bile, un épanchement bilieux s'ensuit. Et vous voilà atteint de cette maladie appelée *jaunisse*, du nom de la couleur qu'elle imprime à la surface du corps.

Un grand orateur ne peut aborder la tribune sans être fortement ému. Tout son être semble concourir à son éloquence et le geste et l'attitude et la physionomie : tant est ardent le foyer d'où jaillit son éloquente parole. Mais ce n'est pas sans préjudice pour sa santé que son sang bouillonne dans ses veines. Plus d'une fois il s'ensuit ou un anévrisme ou une hypertrophie du cœur. La lame a usé le fourreau. La secousse morale a précipité la circulation du sang outre mesure ; de là, la maladie qui l'emporte. C'est l'histoire du général Foy.

L'un des historiens du grand capitaine qui au commencement de ce siècle maîtrisa l'Europe par la puissance de ses armes a dit de lui que la vraie maladie qui l'avait tué sur le rocher de Sainte-Hélène c'était un *Waterloo* rentré, c'est-à-dire le profond chagrin que lui avait causé la perte de cette bataille. Et dans un degré inférieur combien d'hommes éminents succombent victimes de quelque secrète douleur qui les mine d'autant plus cruellement qu'ils la tiennent scrupuleusement cachée au fond d'eux-mêmes.

Ne voit-on pas tous les jours des maladies plus ou moins graves éclater sous l'impression d'une violente douleur? Vous êtes calme et bien portant : tous vos organes fonctionnent régulièrement et cependant que faut-il pour y porter le trouble le plus complet? Deux ou trois mots dits à l'oreille qui vous apprennent une catastrophe imprévue ; sous le coup de cette nouvelle désolante vous pâlissez : vos genoux fléchissent, vous tombez en défaillance : la vie semble vous avoir abandonné : et il n'est pas sans exemple que l'abandon ait été réel et définitif. Que s'est-il donc passé? Une idée triste a pris place dans votre esprit ; une émotion douloureuse s'en est suivie ; tout l'organisme en a été ébranlé ; la respiration s'est arrêtée et l'image de la mort est apparue. Et par qui ont été produits tous ces phénomènes? Par une simple idée suivie d'une forte commotion. Le cerveau n'y a pas été étranger, nous dira la médecine matérialiste ; sans doute, comme tous les autres organes il a participé à la secousse générale : lui aussi a suspendu ou ralenti ses fonctions. Mais il n'a pas eu l'initiative du bouleversement qui s'est produit. Quelques mots ont frappé l'oreille : sous ces mots était une idée qui a été comprise par l'intelligence : et c'est de cette idée qu'est partie la tempête qui a troublé toutes les fonctions organiques. Que les mots porteurs de la mauvaise nouvelle eussent au contraire annoncé un heureux évènement, et le visage, au lieu de pâlir, et les yeux, au lieu de pleurer, et les genoux, au lieu de fléchir, se seraient animés d'une vie nouvelle : le feu eût éclaté dans les regards, le sourire sur les lèvres, et un éclair de joie eût brillé sur toute la surface du corps : tant est grande et rapide l'influence du moral sur le physique !

Certes, voilà des faits, et des faits certains s'il en fut jamais : des faits constatés et vérifiés par une observation journalière : le plus petit doute ne saurait les atteindre. Et que prouvent-ils? Ils renversent de fond en comble la thèse capitale de la médecine matérialiste savoir que toutes les maladies qui affligent l'humanité proviennent d'une lésion organique : que c'est le corps, et le corps seul qui par son état normal ou anormal fait l'état sain ou maladif de l'âme ; tandis que nous voyons, au contraire, les idées, les passions, la volonté de l'âme concourir à la santé et aux maladies du corps : et faire plus encore, en devenir souvent les agents les plus actifs, ainsi que le font voir les faits que nous venons de raconter.

A ce compte, dira-t-on, l'âme n'est pas ce qu'on la dit être, un principe impassible, inaltérable, un principe tout-à-fait inacessible aux maladies. — La médecine organicienne qui admet une âme mais la veut insaisissable par la maladie, devrait commencer par se mettre d'accord avec elle-même : elle prétend que l'âme ne peut être malade et en même temps elle nous la montre subissant l'influence des maladies du corps. On ne peut guère porter plus loin la contradiction. Tout son système roule sur une équivoque : L'âme n'est pas sujette aux maladies. Lesquelles ? Celles du corps. — Il n'y a pas de doute sur ce point. S'ensuit-il qu'elle n'ait pas ses maladies propres et personnelles? N'est-elle pas sujette aux aberrations de la pensée, aux écarts de l'imagination, à l'influence des mauvaises passions qui sont des affections malsaines dont le contre-coup se fait sentir sur les organes? On sèche, on maigrit, on meurt d'envie, de jalousie, d'un mécompte d'ambition trompée : on devient fou d'orgueil : on tombe malade de peur. Une armée démoralisée est une armée à demi vaincue. Et qu'est-ce que c'est qu'une armée démoralisée, si ce n'est une armée déjà battue par la peur, qui a perdu confiance en elle-même et dans ses chefs? Le lait d'une femme nourrice, qui jusque-là a fait la vie et la santé de son enfant, devient tout-à-coup sous l'influence d'un sentiment de peur, un poison homicide. On sait combien sont fréquents les cas d'épilepsie déterminés par la peur. Un enfant de seize ans, effrayé par un chien qui lui saute dessus, voit ses cheveux blanchir au bout de quelques jours, (p. 92, Pathologie de Bouchut). Les émotions de la terreur aggravent quelquefois le mauvais état des plaies et les disposent à la gangrène pendant que l'espérance et la confiance en facilitent la cicatrisation, (p. 91 *Idem*). J'ai vu, dit le docteur Bouchut, p. 87, une petite fille de onze ans devenue muette et paralysée des mains et des pieds à la suite d'une excessive frayeur, recouvrer la parole et l'usage de ses membres sous l'influence de la pleine confiance que lui avaient inspirée quelques jours de séjour à l'Hôtel-Dieu de Paris. La plupart des maladies mentales sont produites par des causes morales, indiquées dans toutes les statisitiques des maisons d'aliénés : ce sont des chagrins domestiques, des terreurs religieuses, des évènements politiques, des excès de travail intellectuel, etc., et c'est en présence de ces faits déterminés par l'influence du moral c'est-à-dire de l'âme, que l'on vient nous dire que toutes nos maladies sont déterminées par une lésion des organes ! N'est-ce pas volontairement fermer les yeux à l'évidence ?

Nous avons dit plus haut que l'âme ou le moral était l'agent le plus actif de toutes nos maladies mêmes corporelles : il est facile de l'établir. — Quelles sont les maladies les plus étrangères, en apparence du moins, à l'action de l'âme sur le corps et en même temps les plus fréquentes ? Ce sont les cancers à l'estomac, les embompoints excessifs, la goutte, la pléthore, les hypertrophies du cœur, les congestions cérébrales, les tremblements nerveux, les turgescences adipeuses du foie, les fissures du tube intestinal, etc., etc. Et la cause de ces diverses maladies ne réside-t-elle pas sinon toujours, du moins le plus souvent dans l'infraction plus ou moins habituelle des lois de l'hygiène, des règles de la frugalité, de la sobriété, de la tempérance ? On l'a dit bien souvent, et il faut le répéter, parce que rien n'est plus exact : les excès de la table tuent plus d'hommes que la guerre : *Plures gaulâ quàm gladio.* Mais ces excès et autres habitudes anormales qui ont des effets si funestes sur l'organisme, qui les veut, qui les autorise, quel en est le véritable auteur si ce n'est cet agent interne que nous appelons le *moi* et qui seul a la puissance d'ouvrir ou de fermer les portes de l'estomac pour lui donner ou lui refuser les aliments dont il a besoin ou qu'il demande quelquelois sans en avoir besoin ? Mais ce *moi* c'est l'âme elle-même. C'est donc elle, sans qu'il y paraisse, qui en réalité fait la santé ou les maladies du corps par les habitudes de frugalité ou d'intempérance qu'elle lui impose, ou lui aisse prendre. Et maintenant, matérialistes, venez nous dire que c'est une lésion d'organes qui produit toutes les maladies du corps et même de la pensée ! Les vraies causes ou du moins les plus fréquentes de l'état sain ou maladif de nos organes sont dans le privilége que possède l'âme de maîtriser les passions ou de leur lâcher la bride : d'imposer aux organes de bonnes ou de mauvaises habitudes qui les sauvent ou les ruinent, qui préparent de longue main le germe de la santé ou d'une maladie qui éclatera plus tard ; car il ne faut pas craindre de le dire : l'homme est en général le premier artisan de tous ses maux par ses vices, ses passions, ses imprudences, ses erreurs, son ignorance et surtout sa condescendance à subir la loi des appétits corporels au lieu de leur commander en maître. Et le meilleur garant d'une bonne santé, la meilleure et la plus sûre des hygiènes, n'est-ce pas une vie sage, réglée, tempérante, exempte de toute espèce d'excès? La question de l'origine des maladies se rattache comme on le voit à la grande question de l'origine du mal physique, conséquence inévitable des erreurs de la pensée ou des fautes de la volonté : c'est-à-dire du mal moral. Il est une maladie, honte et punition des mauvaises mœurs, dont la médecine matérialiste n'a jamais su rendre compte et qui s'explique tout naturellement par les principes de la médecine spiritualiste; elle est la conséquence et le châtiment de la plus coupable des infractions à la grande loi de la moralité humaine de celle qui sauvegarde la famille dans son berceau, de celle qui fait un crime de la polyandrie. Si l'on excepte les maladies qui proviennent de l'hérédité ou de l'action hostile des agents au milieu desquels nous vivons, toutes les autres peuvent être considérées comme des sanctions de la loi morale qu'on ne saurait violer impunément. La dégénérescence, l'abâtardissement, l'énervation de certains peuples n'ont pas d'autres causes que leurs prévarications habituelles contre les saintes lois de la famille, contre le respect mutuel que se doivent l'homme et la femme. La polygamie et la polyandrie témoignent de leur nature vicieuse par leurs effets corrupteurs et destructeurs de la santé et de la force physiques.

Les maladies suscitées par les causes morales, nous venons de le voir, sont plus nombreuses qu'on n'a coutume de le croire : mais n'y en aurait-il qu'une seule, elle suffirait pour ôter à la médecine matérialiste le droit de répéter que toutes nos maladies proviennent d'une lésion organique. Voyons maintenant si les maladies mentales sont plus favorables à ses idées ; si sur ce terrain elle réussit un peu mieux à se défendre.

MALADIES MENTALES

Le grand argument de la médecine matérialiste en faveur de ses doctrines, elle l'emprunte aux maladies mentales. D'où viennent ces maladies se demande-t-elle? Évidemment du cerveau. Car ne voyons-nous pas tous les jours une plaie, une blessure à la tête, une insolation, un peu d'alcool porter le trouble dans les idées? — Sans contredit, il y a des maladies mentales qui reconnaissent pour causes des lésions encéphaliques et cela se comprend : l'homme étant une intelligence servie par des organes, lorsque au lieu d'en être bien servie, elle en est mal servie, ou même déservie, il n'est pas étonnant qu'elle s'en ressente, et que des troubles et des désordres, survenus dans les organes, s'étendent jusqu'à la pensée. Mais cela prouve-t-il ce qu'il faut prouver, savoir que toutes les maladies mentales, toutes sans exception, se rattachent à une lésion cérébrale ? Il le faudrait, sans aucun doute, pour que le système eût raison : car une pensée saine dans un cerveau malade est chose impossible si la pensée vient du cerveau. Mais est-ce ainsi que parlent les faits ? Les observations nécrologiques montrent-elles toujours des lésions dans les cerveaux des aliénés? Presque toujours, dit-on ; et quand ces lésions n'apparaissent pas, ce n'est pas un motif de les nier : car le microscope pourrait découvrir ce qui échappe à l'œil nu. —J'accorde pour un moment, ce qui n'est pas, ainsi que nous le verrons plus loin, qu'il y a toujours lésion cérébrale dans les maladies mentales, qu'est-ce que cela prouve si les mêmes lésions se trouvent dans des cerveaux qui n'ont jamais déliré ? Or c'est ce que nous apprend l'observateur le plus compétent, le plus sagace et le plus impartial sur cette matière. Le savant Pinel, dans son *Traité de l'aliénation mentale* qu'il a rédigé non d'après des *on dit*, mais d'après ses propres observations pendant qu'il dirigeait l'hospice de Bicêtre en qualité de médecin en chef. Voici ses paroles : « On a vu souvent que les traces d'altération, qui se faisaient remarquer dans le cerveau des fous, étaient *communes* à d'autres maladies que la folie n'accompagne pas toujours. » (P. 295, tome II.) Et ce que dit Pinel est confirmé par Esquirol, Georget, Lélut, Falret, Parchappe et tous les aliénistes les plus expérimentés qui vont jusqu'à dire que chaque partie du cerveau peut être « lésée, altérée, supurée, détruite, sans lésion de l'entendement. Dans la folie aiguë, chez les aliénés qui se tuent, on ne trouve absolument *rien* dans le cerveau

» ni dans aucun autre organe. » (Parchappe, p. 216 : *Recherches sur l'encéphale*). — Ainsi les lésions cérébrales, quand on les rencontre, ce qui n'arrive pas toujours, se présentant aussi bien chez des hommes sains d'intelligence que chez les aliénés, on n'en peut rien conclure en faveur de la médecine matérialiste. Mais de plus, le seul fait d'une intelligence qui fonctionne régulièrement avec un cerveau malade renverse totalement son système qui pour se soutenir a besoin que toute maladie du cerveau trouble l'action régulière de la pensée puisqu'il en est supposé la cause génératrice.

Mais voici qui accuse la médecine matérialiste bien plus sérieusement encore. Partout où elle voit une lésion cérébrale elle en fait la cause des troubles de la pensée. Or qui lui a dit que ce n'est pas le contraire qui est la vérité ? que ce n'est pas la maladie mentale qui a fait la maladie du cerveau ? N'est-ce pas un fait journalier que l'activité excessive de la pensée fatigue le cerveau au point de le rendre malade ? Et par suite cette fatigue ne peut-elle pas amener quelque lésion ? Or y a-t-il une méprise plus grande et plus impardonnable que de confondre la cause avec son effet et de mettre l'effet à la place de la cause ? Une contention d'esprit trop forte, trop continue, trop obstinée, produit une extrême fatigue dans le cerveau, et quelquefois une lésion. Et les apôtres de la médecine matérialiste de s'écrier : Cerveau malade, donc pensée malsaine. — Pas du tout, Messieurs ! Retournez, s'il vous plait, la phrase. C'est la pensée surexcitée dans son exercice par un abus de sa force qui a produit le trouble dans les fonctions cérébrales, et par suite a déterminé une lésion. Est-il permis d'oublier qu'il suffit d'une idée pour bouleverser tout l'organisme, pour le frapper des maladies les plus cruelles et quelquefois de la mort? Dans un sujet semblable est-il permis de perdre de vue que dans toutes les statistiques les excès de travail intellectuel sont comptés au premier rang, parmi les causes morales qui déterminent la folie?

On nous parle sans cesse de l'état normal ou anormal du cerveau qui produit l'état sain ou maladif de la pensée. Je voudrais bien savoir en quoi consiste cet état normal du cerveau. — Dans sa bonne constitution, me dira-t-on. Et cette bonne constitution en quoi consiste-t-elle? Dans sa forme, son volume et dans la quantité et la qualité de la matière cérébrale. — Fort bien. Et quelle est la forme modèle, quel est le volume exact et précis; quel est le véritable poids et la nature des éléments organiques dont la réunion doit donner la bonne qualité du cerveau? Y a-t-il un anatomiste ou un physiologiste capable de répondre avec précision à cette question? La science y a-t-elle répondu? Jamais! Et pour cause: c'est qu'elle n'est pas encore arrivée jusque-là, si tant est qu'elle y arrive. Or n'est-ce pas une témérité bien grande que de citer sans cesse telle ou telle altération encéphalique, peut-être inoffensive et sans aucune importance, comme la cause déterminante de telle ou telle maladie mentale? La science, la vraie science est plus prudente: elle ne dit que ce qu'elle sait; aussi entendez ses véritables interprètes: « Y a-t-il une ou plu- » sieurs altérations de l'encéphale que l'on puisse considé- » rer comme une condition essentielle de l'aliénation? » Non. » (Parchappe: *Recherches sur l'encéphale,* p. 72.) En effet, il n'y a pas une seule altération du cerveau dont on puisse dire que toujours et dans tous les cas, elle entraîne telle maladie mentale. Et cependant la méthode expérimentale tant invoquée par la médecine matérialiste prescrit d'indiquer avec précision quelle est la lésion cérébrale qui correspond à telle ou telle maladie de la pensée, afin que les deux termes étant donnés, on puisse vérifier si avec le premier on est sûr d'avoir le second et réciproquement. C'est là la science. Mais est-ce bien là ce que l'on trouve dans les livres des matérialistes? Il s'en faut. On préfère rester dans le vague de cette formule : Les maladies du cerveau sans dire lesquelles, produisent les maladies de la pensée, sans en préciser aucune ; ce qui est commode, mais très-peu scientifique. Elle est donc bien loin de son but la médecine matérialiste quand elle annonce que toutes les maladies de la pensée proviennent toutes de quelque lésion connue ou inconnue du cerveau. Non-seulement cela n'est pas, mais cela est impossible, tant que subsistera le grand fait patent et journalier que la pensée par son action sur le cerveau lui impose plus de modifications qu'elle n'en reçoit ; et que le moral en fait de même à l'égard du physique.

Est-il permis d'ignorer que les maladies mentales éclatent plus nombreuses par les temps de révolutions qu'aux époques calmes et paisibles? Et pourquoi cette différence? C'est que leur origine la plus fréquente est dans l'effervescence des passions que soulèvent et qu'excitent toujours les temps de crise politique. Voici un autre fait trop peu remarqué et qui répand une grande lumière sur ce sujet ; c'est dit Pinel (p. 455), l'extrême rareté des cas de folie aux deux extrémités de la vie dans la jeunesse et dans la vieillesse, et leur fréquence pendant l'âge des passions, c'est-à-dire depuis vingt ans jusqu'à quarante et cinquante. Or si l'aliénation avait toujours sa cause dans un vice de conformation ou dans une maladie du cerveau, elle se manifesterait aussi bien avant qu'après l'âge de quinze et vingt ans.

Dans le système médical qui fait de la pensée, de la volonté et du sentiment un triple produit de la substance cérébrale, il est difficile de comprendre comment la pensée, fille du cerveau, peut agir sur le cerveau, surtout lui imposer un travail au-dessus de ses forces, le fatiguer, le rendre malade pendant qu'elle surabonde de vie et qu'elle se montre impatiente de la lenteur et de la faiblesse de son compagnon de route. Encore moins pouvons-nous comprendre que la pensée, comme elle le fait si souvent, provoque une attaque d'apoplexie et frappe de mort le cerveau. — Enfin on se demande comment la volonté, si elle émane du cerveau, nécessairement moins puissante que lui, peut le condamner au jeûne, à la privation, à la mortification ce qu'elle fait pourtant, chaque fois qu'elle inflige la diète à l'estomac et par lui, à tous les autres organes : et comment enfin une émotion un peu vive de joie ou de douleur bouleverse tout l'organisme, produit la syncope et par là arrête tout le mouvement vital, même celui du cerveau. L'effet est donc plus puissant que la cause. — La médecine matérialiste ne pouvait méconnaître cette difficulté du système, aussi a-t-elle essayé de la résoudre. Et cette solution, elle a cru l'avoir trouvée dans ce qu'elle appelle la *sensation réflexe*, c'est-à-dire la sensation ou la pensée revenant sur ses pas après sa sortie du cerveau et se retournant contre le cerveau ou bien modifiant quelque autre organe qui renvoie la modification reçue au cerveau. — Mais visiblement cette réponse n'en est pas une : car ce qu'il s'agit d'expliquer c'est précisément comment la sensation venant du cerveau, son foyer, peut se retourner contre lui et se montrer plus puissante que lui. Ou plutôt ce qu'il s'agit d'expliquer c'est l'action tout entière du moral sur le physique, puisque le moral est censé produit par le physique, et qu'à ce titre il doit lui être subordonné. Et cependant nous le voyons lui dicter sans cesse la loi ; et s'il la reçoit quelquefois, c'est plus d'une fois aussi parce qu'il le veut bien. — Moral et physique : esprit et chair : âme et corps : intelligence et organes : voilà l'homme pour la médecine matérialiste comme pour la médecine spiritualiste : mais avec cette différence qu'au lieu de reconnaître dans l'esprie et le corps deux substances distinctes, quoique non séparées, la médecine matérialiste n'en reconnaît qu'une, le corps duquel elle fait sortir l'esprit. Et quand on lui oppose l'action réciproque de l'une sur l'autre, preuve de leur différence, elle répond que l'esprit, malgré son origine cérébrale a la propriété de réagir contre son foyer : et même de maîtriser le foyer, de l'affaiblir par le jeûne, de le fortifier, de le ranimer par un bon régime alimentaire, ou de l'éteindre s'il le veut par l'acte criminel du suicide ; en d'autres termes que l'effet est plus puissant que la cause : et qui n'est pas un petit non-sens, pour ne pas dire la plus claire des absurdités.

La pensée et la volonté, filles du cerveau et se montrant plus fortes que le cerveau qu'elles fatiguent ou rendent malade sans rien perdre de leur énergie, est un fait accablant pour la médecine matérialiste : et ce qui est plus fort encore, n'est que ce fait n'est qu'une partie d'un fait plus grand et plus général, l'ascendant du moral sur le physique ou la toute-puissance de la volonté sur l'organisme, toute-puissance reconnue et invoquée dans la pratique par les médecins matérialistes eux-mêmes : car il

n'en est pas un qui au chevet du lit d'un malade atteint de la fièvre ne lui prescrive la diète. Or a-t-on bien réfléchi à ce que signifient ces paroles, gardez *la diète ?* Il y a là, si je ne me trompe, toute une profession de foi spiritualiste, on ne peut pas plus complète. L'âme, dira-t-on, démontrée par la diète! C'est tout au moins un paradoxe. Attendez, lecteur, je ne serai pas long : écoutez avant de juger.

Dire à un malade, ne mangez pas, n'est-ce pas lui reconnaître le pouvoir de maîtriser son estomac, de lui interdire les aliments, de le condamner au jeûne quelles que soient ses exigences, de lui imposer le supplice de la faim? Car on ne dit pas à quelqu'un faites ceci ou cela si on le croit impuissant à le faire. Mais le pouvoir de priver l'estomac d'aliments ne se renferme pas dans les limites de cet organe. Il s'étend à tout le corps, à toute la machine, puisque c'est de l'estomac que tous les autres organes petits et grands reçoivent leur nourriture. L'homme a donc sur tout son corps une suprématie qui lui permet en ouvrant, ou fermant les portes de son estomac, de l'appauvrir ou de le fortifier, de l'affaiblir ou de le ranimer, de le faire vivre ou mourir, à son gré et comme il le veut : et tout cela, parce qu'il peut lui imposer la diète, la lui prescrire ; c'est donc, sans s'en douter, faire appel en lui, à une force latente qui domine tous les organes. Et quelle peut être cette force si ce n'est la force morale, c'est-à-dire l'âme elle-même ?

Et maintenant d'où a pu venir une aussi grande erreur que celle par laquelle on méconnaît la toute-puissance du moral sur le physique? Le voici : — Toute impression extérieure produite sur nos organes, suivant qu'elle est hostile ou amie, est accompagnée d'une sensation de peine ou de plaisir ; en outre, elle est suivie, si elle affecte la vue ou le tact, d'une perception ou idée qui fait connaître l'objet impressionnant, et de plus elle détermine une impulsion qui fait agir : par exemple, la vue d'un fruit savoureux produit une sensation agréable : elle fait naître l'idée qui nous sert à le distinguer, et de plus elle sollicite la main à le cueillir. Dans ce cas, qui se reproduit journellement, l'impression précède et la sensation, et la perception ou idée, et l'action; en d'autres termes, le physique détermine le moral. Appliquez maintenant cette loi de la prédominance du phénomène matériel sur le phénomène intellectuel qui est la loi de l'homme animal, à l'homme moral qui est une intelligence servie par des organes, ou mieux par un organisme vivant : faites cet homme sur le modèle du premier et vous aurez le secret de la méprise de la médecine matérialiste, qui ne prend pas garde qu'il y a en nous deux hommes régis par deux lois toutes différentes ; l'homme, intelligence servie par des organes, chez lequel le dedans commande au dehors, la pensée à la parole, la volonté aux muscles, le sentiment à sa double expression, le rire et les pleurs ; et l'homme animal chez lequel le dehors ou l'impression matérielle commande au dedans et détermine la sensation, la perception et l'action. La vie physique ou animale précède et enveloppe la vie de l'intelligence, mais ne l'engendre pas. Seulement c'est au sein d'un organisme vivant qui lui sert de support ou de piédestal que s'éveille et se développe la vie intellectuelle, la vie de la volonté et du sentiment avec son cortége de facultés propres et particulières : la conscience, la raison, l'intelligence, le sens esthétique et le sens théologique.

La distinction que nous faisons entre l'homme extérieur

et l'homme intérieur est justifiée par l'opposition de leurs goûts, de leurs tendances, de leurs aspirations. L'homme extérieur ou l'animal veut boire, manger, dormir, agir, se reposer : il répugne au jeûne, à la faim, à la soif, à la privation du sommeil et du repos ; et cependant la volonté de l'être moral triomphe de toutes ses résistances et parvient à le maîtriser : son empire va si loin qu'elle le transforme en un serviteur docile et même empressé à servir son maître. Là où cette discipline manque, là où au lieu d'obéir, l'animal se fait servir par l'intelligence, c'est le monde renversé ; tellement renversé qu'il est bien près du monde aliéné. Ce qui explique pourquoi le premier besoin d'un aliéné, pour être ramené à l'état sain, est une forte discipline, une puissante direction qui supplée à ce qui lui manque, la puissance de se gouverner par lui-même, de résister aux efforts de la chair, du sang, du corps, de l'animal, de la bête ; et d'où vient cette impuissance ou cette indiscipline de l'homme animal ? De ce qu'il n'a pas été tenu en bride ; qu'il n'a pas été réprimé, contenu, mortifié dès le principe : de ce qu'il s'est émancipé et qu'il s'est fait une habitude de cet état de rébellion par la faute ou le laisser-aller d'un maître trop indulgent et quelquefois son complice. C'est l'histoire de l'homme ivre qui ne peut plus gouverner sa bête pour l'avoir trop écoutée dans son appétit aveugle et désordonné ; il semble partager sa folie, il n'en est rien : il rougit de honte au dedans de lui-même, de sa lâche complaisance pour celui qu'il devait diriger et conduire et dont il s'est fait l'esclave.

Il est un fait pathologique, la maladie des hydrophobes, qui met en relief la différence dont nous parlons entre l'homme intérieur et l'homme extérieur. Cette affection s'attaque uniquement au dernier de ces deux hommes et jamais au premier. — Quelqu'un a dit avec beaucoup de sens : l'homme moral, l'homme, intelligence servie par des organes, est toujours en progrès ou en décadence, parce qu'il est libre et perfectible. Pendant que l'autre conserve toujours ses instincts et son tempérament primitifs. Né faible, il ne peut se transformer en hercule : né petit de taille dans la classe des nains, il ne peut devenir géant. Ce que peut toujours l'homme intérieur par la force inhérente à sa nature de secouer quand il le veut les vices qui le flétrissent et de s'enrichir des vertus qui lui manquent.

En nous résumant, nous dirons donc que la grande erreur de la médecine matérialiste est de voir tout l'homme dans la plus humble partie de lui-même, dans son être extérieur, qui n'est que son instrument, sa monture, en quelque sorte ou sa bête, toujours régie par la loi qui soumet le dedans au dehors, la partie morale à la partie corporelle, pendant que l'homme véritable suit la loi opposée qui subordonne la chair à l'esprit, les sens à la raison, le corps à l'âme.

THÉRAPEUTIQUE MATÉRIALISTE

Nous venons de voir ce que vaut la pathologie de la médecine matérialiste : sa méthode est une violation flagrante de la première loi de toute bonne pathologie qui exige que l'on tienne compte de tous les éléments quels qu'ils soient qui constituent une maladie. Or, la médecine matérialiste s'interdit de regarder ailleurs que dans les conditions matérielles des phénomènes. Elle supprime sans façon l'élément moral qui s'y rencontre presque toujours. Avec une pathologie aussi défectueuse, quelle peut être sa thérapeutique ? Il est facile de le deviner, surtout si l'on se souvient qu'elle écarte formellement le libre arbitre comme une illusion puérile.

Tout d'abord, en vertu de son principe, que toute maladie provient d'une lésion organique, elle ne devra appliquer à leur guérison que des remèdes matériels : et s'il s'agit de maladies mentales qu'elle attribue toujours à une lésion de cerveau, elle devra diriger ses remèdes sur l'organe cérébral, au risque d'aggraver la maladie. Car, comme dit Pinel (pages 24 et 31), quel effet salutaire peut-on attendre des bains froids, des douches fortes et répétées, des saignées multipliées sur des malades dont la maladie provient d'une ambition exaltée ou trompée, d'un amour malheureux, d'un chagrin profond ou d'une exaltation religieuse ? « Certaines professions, dit M. Pinel » (page 455), disposent plus que d'autres aux maladies » mentales; ce sont celles où l'imagination sans cesse exci- » tée n'est point contrebalancée par la culture des facultés » rationnelles ou par des études arides. En compulsant les » registres de l'hospice de Bicêtre, on trouve beaucoup » d'artistes, peintres, sculpteurs, musiciens, versificateurs, » avocats, procureurs, mais peu de ces hommes qui exer- » cent habituellement leurs facultés intellectuelles. Point » de naturalistes, point de chimistes, point de physiciens; » à plus forte raison, point de géomètres. » Si à des malades de cette nature, presque tous victimes d'une imagination trop ardente ou de passions trop vives, vous appliquez la thérapeutique de la médecine matérialiste qui n'emploie que des remèdes matériels ; au lieu de guérir ou d'atténuer le mal, vous l'aggraverez ou le rendrez incurable.

C'est d'après ces considérations que le médecin aliéniste Leuret appliquait à la cure des maladies de la pensée la méthode qu'il appelait *Révulsion morale*, et qui consistait à demander aux malades et à obtenir la promesse qu'ils feraient un grand effort pour combattre et repousser les idées dont ils étaient obsédés, de n'en plus parler, de se bien conduire; et quand ils manquaient à leur parole, il leur infligeait une punition, afin de les ramener peu à peu à reprendre ce qu'ils avaient perdu, ce que perdent tous les aliénés, l'empire sur eux-mêmes, la force de gouverner, de maîtriser et leurs idées et leurs passions. Par ce mode de traitement, il obtenait des guérisons nombreuses : il en mentionne beaucoup dans son livre, et sa probité de médecin n'a jamais été mise en doute. Sa méthode a été l'objet de très-vives attaques : et cependant l'un de nos aliénistes les plus distingués, M. de Boismont, est si éloigné de la condamner, qu'il la déclare applicable dans beaucoup de cas. « Il faut, dit-il, page 631 (1), recourir tantôt aux agents » physiques, tantôt aux influences morales et tantôt aux » deux moyens réunis. »

Impuissante ou funeste dans le traitement des maladies mentales, la médecine matérialiste est-elle plus heureuse dans le traitement des maladies ordinaires? Je veux pour un instant que sa thérapeutique soit aussi éclairée que possible; j'en admets la bonté aussi grande que l'on voudra : à quoi servira cette bonté avec la négation du libre arbitre que professe et se fait gloire de professer le docteur Grenier, le nouveau représentant de l'école positiviste? Que

(1) *Des hallucinations.*

peut-on prescrire, que peut-on ordonner à un malade dont on juge toutes les actions, tous les mouvements, toutes les habitudes fatalement déterminées par l'hérédité, la naissance ou l'influence des milieux? Comment lui dire soyez calme, écartez les idées chagrines, prenez quelques distractions si on ne voit en lui qu'un automate qui va par ressorts? Après l'avoir interrogé sur ses habitudes, oserez-vous lui proposer de les changer, de les modifier pour faciliter l'action des remèdes, pour enrayer la maladie qui provient de ces habitudes mêmes? Tout au moins, vous lui devez de ne pas le tromper : et puisque, d'après vos principes, les diverses phases de sa maladie doivent se succéder fatalement et qu'il ne peut concourir personnellement à en suspendre le cours par un changement dans ses habitudes, qu'avez-vous de mieux à faire que de vous croiser les bras et d'attendre l'arrêt fatal du destin? La médecine matérialiste n'aurait-elle pas compris par hasard qu'en supprimant le libre arbitre, elle supprime du même coup l'art médical? Car, peut-on, une seule fois, guérir un malade sans son concours? Évidemment non : faut-il au moins qu'il consente à appeler son médecin, à l'écouter, à lui répondre, à suivre ses conseils, à faire ce qui lui aura été prescrit; le moindre refus sur tous ces points ne permettrait pas au médecin délicat de continuer ses visites. Mais ce consentement peut-on le lui demander et peut-il l'accorder? Votre introduction auprès de lui est donc un acte de tyrannie, et vos principes bien compris et bien appliqués vous ferment toutes les maisons où vous ne devez paraître qu'étant librement appelé, et ce libre appel ne peut jamais exister.

Je vous ai dit tout-à-l'heure : j'admets aussi grande que vous voudrez la bonté de votre thérapeutique, et je vous ai fait voir que, d'après vos théories, elle ne peut recevoir aucune application utile. Mais ce n'est pas tout. Ne voyez-vous pas que vos principes se retournent contre vous même? n'êtes-vous pas à votre tour dénué de liberté? n'allez-vous pas par ressort comme vos malades? Vos idées et votre science ne sont-elles pas aussi des produits de la fatalité qui vous gouverne? Issues de votre cerveau elles ne valent ni plus ni moins que le foyer d'où elles sont sorties. Et qui nous garantit la bonté de ce foyer? qui nous assure à nous, vos clients, que ce foyer vous inspire une bonne thérapeutique? Ne peut-il pas vous en souffler une mauvaise : c'est une affaire de hasard. Nul ne peut donc vous donner le titre de bon médecin : car qui sait ce que vaut votre cerveau, duquel sort toute votre science médicale? Voilà où vous conduit votre négative du libre-arbitre ; à vous transformer vous et vos malades en autant d'automates ou de marionnettes que fait mouvoir la main invisible du destin. Vous jouez chacun votre rôle : et tous ensemble une vraie comédie que Molière n'aurait pas manqué de transporter sur la scène pour vous infliger le châtiment que vous méritez : car c'est trop fort de nier le libre arbitre. Vous invoquez sans cesse la méthode expérimentale : et cette méthode vous condamne! Car quoi de plus expérimental que ce fait : *Je suis libre?* Qui donc a fait dire à l'humanité tout entière : *Je suis responsable* de mes actes, si ce n'est le sentiment intime et journalier de la présence de cette faculté en elle? Où est la parole assez puissante pour persuader à quelqu'un qu'il est libre, si son expérience journalière lui apprend qu'il ne l'est pas : et par la même raison pour l'empêcher de croire à sa liberté s'il en trouve en lui la preuve expérimentale dans l'usage journalier qu'il en fait ? La liberté est une question de fait et non de raisonnement. Aucune polémique n'est admissible contre cette parole : J'ai la conscience de ma liberté équivalente à celle-ci ; j'ai la conscience de mon existence ; car la conscience d'un fait en est la science intime et permanente, et par conséquent la science la plus parfaite que l'on puisse en avoir.

Entravée dans l'exercice de sa thérapeutique matérielle, la médecine matérialiste ne l'est pas moins dans l'exercice de la thérapeutique morale : car elle a beau dire que toutes les maladies se guérissent par des remèdes matériels, l'emploi des remèdes moraux lui est imposé par une nécessité journalière. Combien de malades, pour ne pas dire tous, ont besoin d'être rassurés sur les suites de leur maladie ! Combien en qui il faut ranimer la confiance, dissiper les craintes, tranquilliser l'esprit ! Et cependant comment dire à un malade : Tenez-vous calme, écartez les idées chagrines, ne vous laissez pas aller à la tristesse ? Comment dire à un autre dont la maladie a été occasionnée par de trop vives secousses de sa sensibilité : Maîtrisez-vous un peu mieux, modérez les transports de votre indignation, de votre colère, sachez vous retenir. Encore une fois, comment donner ces conseils à un malade si on lui refuse le pouvoir de les suivre ? Fort heureusement pour les malades, le médecin matérialiste est doué d'une nature élastique qui lui permet, en entrant chez un malade, de laisser son système à la porte et d'agir d'après les mêmes règles et les mêmes principes que le médecin spiritualiste. De cette manière il a le double avantage de faire de la médecine convenable et de conserver son nom sur la liste des libres-penseurs. Heureuse inconséquence dont nous le félicitons :

car le malheur serait trop grand si la doctrine était rigoureusement appliquée ; nous verrions peut-être renaître ce temps où le matérialiste Broussais, déclarant toutes les maladies produites par une seule et même cause, l'irritation de quelque organe, les attaquait logiquement par un seul et même remède matériel : la saignée, au risque d'ôter du sang à celui qui n'en avait peut-être pas assez !

Il ne faut pas l'oublier : nier le libre arbitre, c'est nier la lumière du soleil : il n'est pas de vérité plus éclatante que celle-là. Comment donc a-t-il pu se rencontrer des esprits sérieux hostiles à cette vérité ? Et comment un futur docteur en médecine, M. Grenier, a-t-il pu prendre pour sujet de thèse la négation du libre arbitre, alors qu'il n'est pas de science qui réclame la liberté humaine plus impérieusement que la médecine ? La réponse à cette question c'est que trop souvent, quand on n'étudie que l'homme matériel, on fait consister la liberté dans la manifestation extérieure, dans le libre usage des instruments corporels qui traduisent au dehors nos volontés : or rien n'est plus fréquent que la perte de l'usage de ces instruments : il suffit d'une maladie ou de la prison pour nous déposséder de l'usage de nos membres : nous perdons alors la liberté d'exécuter nos desseins, nos résolutions, nos volontés. Perdons-nous aussi la liberté de vouloir ? Par exemple : une force extérieure nous empêche d'accomplir les actes extérieurs de notre culte : nous empêche-t-elle aussi de prier, d'adorer mentalement, d'aimer et de servir Dieu en dedans de nous mêmes : nous empêche-t-elle de penser, de réfléchir, de méditer, de juger, de raisonner, d'aimer, de haïr, de pardonner : en un mot de vivre de la vie intérieure dont la vie extérieure n'est que la parole ou l'expression presque toujours imparfaite. — Une expérience tout récemment faite par M. Claude Bernard, professeur de physiologie au Collége de France, a mis en évidence les deux vies et les deux libertés dont nous parlons. Avec un poison extrait de quelques plantes d'Amérique et qu'on appelle le *curare*, « l'homme ou un mammifère, empoisonné par cette substance, perdent successivement » l'usage de leurs mouvements ; leurs membres ne leur » obéissent plus ; et c'est la voix et la parole qui expriment » le mieux nos facultés qui s'évanouissent les premières. » Mais l'intelligence, la sensibilité, la volonté, ne sont pas » atteintes. Peut-on concevoir, dit l'auteur de cette expérience, une souffrance plus horrible que celle d'une » intelligence assistant ainsi à la distraction successive de » tous les organes qui, suivant M. de Bonald, sont destinées à » la servir et se trouve en quelque sorte enfermée dans un » cadavre ? On peut dire alors que l'on tient dans la main » l'existence de l'individu empoisonné : et sa vie nous apparaît comme un pur mécanisme dont nous ne pouvons » plus faire mouvoir les rouages et que nous ne pouvons » localiser exclusivement dans aucun d'eux. Elle n'est nulle » part et se rencontre partout. » (13 mai 1868, Gironde.) — N'est-ce pas là une démonstration complète, par la méthode expérimentale de la dualité de la vie humaine, de la distinction que fait la médecine spiritualiste entre la vie de l'âme et la vie du corps, et en même temps n'est-ce pas la mise en évidence de la différence qui sépare la liberté intérieure de la liberté extérieure, puisque la suspension, l'abolition momentanée de cette dernière laisse subsister l'autre, c'est-à-dire la liberté de la pensée, de la volonté et de la sensibilité ?

Ce n'est pas sans motif que nous insistons sur ce grand attribut de l'homme, la liberté : c'est que sans liberté il n'y a pas de responsabilité : et sans responsabilité il n'existe ni droits ni devoirs, pas même le droit de vivre et le droit de travailler pour vivre, les deux seuls que reconnaisse le docteur Grenier dans sa première thèse (p. 89) : car quel devoir peut-on imposer à un être qui ne fait que ce qu'il ne peut s'empêcher de faire, maîtrisé qu'il est par son organisation et son cerveau, les vrais moteurs de tous ses actes? Suivant la bonne ou la mauvaise conformation de son encéphale, il est idiot ou intelligent, vertueux ou vicieux sans le concours de sa volonté. S'il lui arrive de s'écarter des lois de l'ordre public, il ne faut pas lui en vouloir : ce n'est pas sa faute, ainsi que le dit M. Grenier (p. 84). Ses actions prétendues criminelles ne sont que des actes de folie ou des faits morbides qui ne comportent d'autre répression que l'hospice ou les maisons de santé. Et s'il n'existe ni droit ni devoir, où est le bien, où est le mal? Il n'y en a pas. Et dans ce naufrage universel de toutes les idées morales et juridiques il ne survit qu'un seul droit, le droit du plus fort, le droit du vainqueur sur le vaincu ; l'empire est à celui qui peut le prendre, et cet empire c'est la tyrannie, c'est le despotisme. Voilà où aboutit la théorie médicale de notre auteur, et où aboutit toute espèce de matérialisme : le fatalisme d'abord, l'athéisme ensuite, et finalement le despotisme, qui appelle et justifie toutes les révolutions sociales et démocratiques à l'usage et au profit des plus forts contre les plus faibles, des plus nombreux contre les moins nombreux. Le docteur Grenier croit pouvoir justifier sa théorie fataliste en invoquant ce qu'il appelle la fatalité de la naissance et la fatalité des milieux où l'on vit ; où l'on reçoit sa première éducation, laquelle, dit-il, fait nos vices et nos vertus, et qu'il appelle la grande *modificatrice* de l'individu et de l'espèce, (p. 85, 74 et 75). — On ne saurait contester la grande influence qu'exerce la première éducation : mais son pouvoir va-t-il jusqu'à enlacer pour toujours l'individu dans ses liens? Est-il sans exemple qu'à son tour il modifie lui-même l'œuvre de l'éducation qu'il a reçue : marche-t-on toujours dans le sentier où l'on a été engagé d'abord : et alors que l'on y marcherait, qui vous a dit que ce n'est pas par choix et par décision personnelle après mûre réflexion? Avec l'hérédité telle que nous la représente le docteur Grenier, les hommes d'aujourd'hui seraient au moral et au physique les mêmes qu'autrefois ; mêmes vices, mêmes vertus et mêmes idées : les descendants ne seraient que la reproduction uniforme d'un même type primitif : il n'y aurait eu rien de changé, ce qui exclurait tout progrès : et cependant notre docteur veut et admet le progrès qu'il appelle le seul *dogme scientifique* (p. 82), que personne ne conteste. Mais vouloir le progrès en l'absence de toute liberté, n'est-ce pas vouloir l'effet sans la cause? Quel est le grand instrument du progrès? l'éducation sans doute avec l'instruction qui fait connaître les vérités nouvellement trouvées et qui serviront à en faire trouver d'autres : d'un seul mot, c'est l'échange des idées anciennes et nouvelles, c'est-à-dire ce qu'il y a de plus libre au monde, car les idées ne s'imposent pas : il n'y a pas de pouvoir assez fort pour les faire entrer dans un esprit qui les repousse. La première condition des effets salutaires qu'elles doivent produire, c'est leur libre acceptation. C'est donc chose bien étrange que de rencontrer la théorie de la fatalité ou la négation de la liberté chez les hommes de notre époque, dont le premier titre de gloire est de s'intituler libres-penseurs. Quand vit-on une plus grande incohérence dans les idées jointe à la prétention d'en remontrer à tout le monde ? Défaut de science, défaut de modestie marcheront donc toujours ensemble !

Le dernier argument du fatalisme que reproduit le docteur Grenier, c'est la prétendue domination de physique sur le moral. Voyez, nous dit-on, cet homme pris de vin : sait-il ce qu'il fait et sait-il ce qu'il veut ? Non sans doute. Eh bien ! à la place de l'alcool qui le maîtrise, mettez un accès de colère, une effervescence de tempérament et vous aurez le même résultat, absence de liberté. Aussi, nos tribunaux modernes admettent-ils presque toujours des circonstances atténuantes. — Sans contredit, l'homme pris de vin ou emporté par la colère ne jouit pas de toute sa liberté. Mais à qui la faute, à qui s'en prendre de cette diminution de son libre arbitre, si ce n'est à lui-même ? Que ne s'abstenait-il d'ingérer dans son estomac la trop grande quantité du liquide dangereux qui l'a fait sortir des gonds ? Qui veut la fin doit vouloir les moyens. Médecins matérialistes, vous prescrivez souvent la diète ; vous reconnaissez à vos malades le pouvoir de la pratiquer ; à plus forte raison reconnaissez-vous aux bien portants la faculté de pratiquer la sobriété, la frugalité. Eh bien ! avec la seule vertu de tempérance, quels sont les emportements, quelles sont les fureurs bachiques et corporatives que l'on ne peut pas prévenir ? Pourquoi y a-t-il révolte dans la chair, si ce n'est parce que vous l'avez surexcitée ; abstenez-vous de l'émouvoir : faites mieux, mattez-la, mortifiez-la suivant le précepte chrétien d'un sens si profond : et vous retrouverez toute votre liberté d'esprit. — Vous ne prenez pas garde que vos plaintes sur votre défaut de liberté sont l'histoire du cavalier qui ne peut maîtriser sa monture, qui est entraîné par elle où il ne voudrait pas aller. Et pourquoi? Parce qu'il a mis du feu dans ses veines par une alimentation trop excitante. Mettez-y de l'eau et la bête vous obéira.

HYGIÈNE MATÉRIALISTE.

La thérapeutique de la médecine matérialiste, nous venons de le voir, est aussi défectueuse que sa pathologie : celle-ci, à cause de cette grande erreur que toutes nos maladies proviennent d'une lésion organique ; et celle-là, par l'introduction du dogme de la fatalité, qui rend complètement inutile l'exercice de l'art médical. Quelle sera donc son hygiène? Il est facile de le pressentir. Cette partie de la médecine a pour but non pas de guérir précisément nos maladies, mais d'en prévenir le retour ou la première invasion par des précautions de régime ; et pour atteindre ce but, elle cherche à découvrir les causes de nos maux ; car, les causes étant trouvées, si on a soin de se soustraire à leur action, on est sûr d'échapper aux effets qu'elles entraînent à leur suite.

Appliquée à un individu, l'hygiène lui conserve la santé par des indications appropriées à son tempérament, à son organisation ; appliquée à un peuple, elle lui prescrit des habitudes préservatrices des désordres organiques auxquels, sans elle, il serait exposé. Ainsi, l'abstinence du vin, prescrite aux Arabes par la loi de Mahomet, fut une précaution hygiénique favorable à la nation, eu égard à son tempérament et au climat qu'elle habitait. Il en fut de même à

Rome, dont les lois interdisaient le vin aux femmes. Les repas austères de Sparte, établis par Licurgue, ne contribuèrent pas peu à sa grandeur : c'était encore une précaution hygiénique. Lorsque les races s'abâtardissent, qu'elles ne présentent plus que des hommes sans force, sans énergie, il n'est qu'un moyen de les refaire, de les régénérer, c'est de changer, de modifier leur tempérament par de meilleures habitudes hygiéniques ; c'est de les soustraire à leur affaiblissement, s'il provient d'une vie trop sensuelle, par un régime de sévère tempérance, ou par des habitudes laborieuses s'il provient de la misère qu'engendre la paresse. Mais, pour façonner ainsi des hommes dégénérés à l'habitude du travail et de la tempérance, il faut faire appel à l'énergie de leur volonté, à l'ascendant du moral sur le physique ; d'un seul mot il faut invoquer le secours de cette faculté que ne connaît pas la médecine matérialiste : il faut invoquer la libre activité de l'homme. Il n'y a donc pas d'hygiène possible pour elle, par la raison qu'il faut remonter aux sources de nos maladies pour les combattre, pour en prévenir d'avance l'action, et que les causes résidant le plus souvent dans de mauvaises habitudes, l'impuissance prétendue où nous sommes, d'après la médecine matérialiste, de modifier, de changer nos habitudes, de les remplacer par de meilleures, rend tout-à-fait inutiles les plus sages préceptes d'hygiène auxquels, faute de liberté, nul ne peut se conformer.

Mais la médecine matérialiste ne serait-elle pas paralysée dans son action hygiénique par la suppression du libre arbitre, elle n'en serait pas plus heureuse dans l'application de ses remèdes préventifs, car elle n'en peut conseiller que de conformes à ses principes. Or, d'après elle, le cerveau est le centre de la vie physique et aussi de la vie morale ; le foyer vivant d'où jaillissent et les facultés intellectuelles et les facultés actives, artistiques, industrielles, motrices et locomotrices ; donc, plus le cerveau sera bien nourri, et mieux tout marchera ; car, en tant que source et principe de nos actions, le cerveau doit travailler beaucoup, et par conséquent avoir besoin d'une substantielle réparation ; mais, pour que le cerveau soit bien nourri, il faut que l'estomac reçoive beaucoup en quantité et en qualité. La pre mière loi de l'hygiène matérialiste sera donc tout l'opposé de l'hygiène spiritualiste, qui prescrit la tempérance, la sobriété, la frugalité portées quelquefois jusqu'au jeûne et à l'abstinence ; sa première loi, à elle, sera, au contraire, la vie large et abondante, d'un seul mot, la vie épicurienne, ou la bonne chère et les bons repas, en place du régime austère qui fit des Romains les maîtres du monde, des Spartiates les maîtres de la Grèce, et des Perses, au temps de Cyrus, les maîtres de l'Asie. La vie modèle sera pour elle la vie des Sybarites, des Sardanapale, la vie des peuples occupés et préoccupés, avant tout, des jouissances matérielles, et prêts à leur tout sacrifier, bien que, jusqu'à ce jour, ce genre de vie leur ait constamment porté malheur, ainsi que l'histoire l'atteste à chacune de ses pages, en nous montrant partout la marche simultanée de l'austérité des mœurs et de l'accroissement de puissance d'une part, et de l'autre, la chute des empires coïncidant avec la sensualité des habitudes.

La médecine matérialiste n'a donc pas d'hygiène, si elle est conséquente à elle-même; par son système, elle ôte à l'homme la faculté de remplacer ses mauvaises habitudes par de meilleures ; et si, oubliant ses principes, elle veut donner des conseils, elle n'en peut donner que de mauvais, ce qui la met dans l'alternative de ne rien faire ou de ne faire que du mal.

Il ne faut cependant pas trop lui en vouloir de cette absence totale d'hygiène; le cerveau étant pour elle le moteur général de tout ce que nous faisons, évidemment nous sommes ce que nous sommes, nous ne pouvons être autrement, car nous ne pouvons pas modifier notre cerveau, du moins ce secret, qu'il nous serait fort utile de connaître, ne nous est enseigné nulle part; c'est évidemment un oubli que le docteur Grenier s'empressera de réparer dans une nouvelle édition de sa thèse; il le faut même absolument, car il nous apprend qu'il croit au progrès, et par conséquent à la perfectibilité de l'espèce, mais, d'après ses principes, aucun progrès n'est réalisable pour l'homme sans le perfectionnement préalable du cerveau; et puisque, d'après lui, nous avons fait des progrès, il faut que le cerveau tout le premier se soit perfectionné. Est-ce dans son volume, ou dans sa masse, ou dans ses circonvolutions, ou dans ses qualités? Il doit le savoir; car, comment affirmer un changement dans nos organes sans le connaître? A la vérité, aucun anatomiste n'en a parlé; tel nous connaissons aujourd'hui le cerveau, tel nous le dépeignent les anciens anatomistes. Serait-il, par hasard, resté le même, pendant que les qualités morales et intellectuelles ont réalisé de grands progrès? Dans ce cas, le système serait jugé : la science, c'est-à-dire l'intelligence, étant en progrès d'une part, et de l'autre le cerveau restant stationnaire, il ne serait plus permis de dire : Tel le cerveau, telle la pensée; il faudrait changer les termes : la pensée toujours en progrès avec un cerveau toujours le même, toujours immobile.

La pensée et le cerveau seraient alors deux choses très-distinctes, et le spiritualisme aurait raison.

En vrai positiviste, le docteur Grenier, se déclare partisan de la pluralité des races, de leur inégalité, et par suite de leur parenté primitive avec leurs premiers ancêtres les singes : « De ce que le cerveau, nous dit-il (p. 45), » possède la faculté de se perfectionner, il résulte de gran- » des différences psychologiques entre les individus et les » nations, suivant les époques et les lieux. Par exemple, » l'esprit mercantile et l'amour de la liberté chez les races » anglo-saxonnes ; et chez les races latines, leur facilité à » accepter le despotisme et à se résigner à la perte de la » liberté. »

Voilà les Anglais et les Français partagés en deux races distinctes par la différence de structure ou d'organisation de leur cerveau. En quoi consiste cette différence? Le docteur Grenier pourrait-il nous le dire? Il doit le savoir. Un promoteur zélé de la méthode expérimentale n'avance rien dont il ne soit sûr : que dis-je? il n'avance rien qu'il n'ait vu ou que d'autres n'aient vu à sa place. Mais, ô scandale! la science a prononcé sur ce point, et elle a fait voir, par plus de cinq cents racines communes aux langues parlées en Europe et au sanscrit, langue sacrée de l'Asie, non-seulement que tous les Européens étaient frères par le sang, mais qu'ils l'étaient encore des Indous, dont les ancêtres parlaient le sanscrit, et que les uns et les autres sont des descendants des Iraniens. Et voilà comment la médecine matérialiste justifie sa prétention de marchei et de marcher seule d'accord avec la science!...

Tout système impose des conséquences inévitables qui sont comme le déroulement de ce qui est contenu dans son principe. C'est ce que fait le matérialisme. Après avoir dit « le cerveau pense, » il est obligé d'ajouter qu'à mesure qu'il vieillit, il fait veillir la pensée ; il lui fait partager son affaiblissement, et c'est ce que le docteur Grenier a voulu prouver dans sa seconde thèse, qui a pour titre : *Du Ramollissement sénile du cerveau;* vous entendez « et de la pensée aussi ; » ce qu'il n'a pas voulu dire, sans doute, en propres termes, par égard pour quelques-uns de ses vieux professeurs arrivés déjà, sans qu'il y paraisse pourtant, a l'époque du ramollissement sénile ; car l'un des plus illustres maîtres de cette grande école de Paris et l'une de ses gloires conserve encore toute sa vigueur d'esprit, bien qu'il ait dépassé l'âge des premières atteintes du ramollissement cérébral.

Bref, le docteur Grenier, qui n'est pas un ramolli, ou qui ne se croit pas tel, doit avoir pris ses précautions scientifiques pour n'être pas accusé tout au moins de témérité, quand il assure que le grand âge est inséparable du ramollissement encéphalique et celui-ci de l'abaissement de l'intelligence. Il doit avoir devers lui de bonnes preuves pour déraciner ce vieux préjugé que plus on apprend, plus on sait, et qu'après avoir appris pendant une longue vie au chevet du lit des malades, par exemple, on sait les guérir un peu mieux qu'un débutant dans la carrière. Il n'a pas été inventé de nos jours le proverbe qui se traduit par ces mots : *Jeune avocat* et *vieux médecin.* Erreur que tout cela d'après notre grand docteur ! Arrière les vieux en tout et partout et dans l'exercice de la médecine et dans la gestion des affaires publiques ! Plus de ces aréopages qu'on appelle des *Sénats*, composés, dit-on, d'hommes expérimentés : non, ce sont des cerveaux ramollis !... Vous aussi,

Monseigneur d'Orléans, vous êtes compris dans la même catégorie : c'est ce que vous dit sans ambage celui à qui vous aviez adressé votre bénédiction comme un témoignage de votre affection paternelle. C'est ainsi que les positivistes entendent la civilisation. Ils n'épargnent pas même leurs vieux pères; car c'est vous qui nous l'apprenez, docteur Grenier : il avait soixante et onze ans, celui que vous appelez votre père et que vous nous montrez accourant la nuit auprès d'un malade qui réclamait ses soins, et mourant comme un vieux soldat sur son champ de bataille : pour un *ramolli*, ce n'était pas trop mal. Vous ne pouviez pas choisir de meilleur exemple pour nous apprendre ce que vaut votre assertion impie : Tout vieillard est un imbécile ! C'est bien ce que disaient aussi les enfants de Sophocle, quand il leur répondit par son chef-d'œuvre, Œdipe à Colonne, et c'est ce que disent et doivent dire tous les adeptes de votre système. Quand le cerveau vieillit, la pensée, son illustre progéniture, doit subir le même sort. Mais est-ce bien ce que disent les faits et la science? Est-ce à vous qu'il faut apprendre que le cerveau peut être le siége des plus graves maladies sans aucun dommage pour l'intelligence? Écoutez sur ce sujet les maîtres les plus forts et les plus compétents.

« Après avoir hésité longtemps à le croire, dit Gall
» (p. 258, tome II), j'ai fini par reconnaître que le cerveau
» peut nager dans douze ou quinze livres d'eau et l'intelli-
» gence conserver toute la régularité de ses fonctions. A
» Copenhague, j'ai présenté à mes auditeurs une jeune
» fille de treize ans dont la tête, à raison de son énorme
» périphérie, ne devait pas contenir moins de dix à douze
» livres d'eau : la malade était paralysée des membres in-

» férieurs ; mais sa maladie ne l'empêchait pas d'être aima-
» ble et de bien profiter à l'école. »

Le docteur Spurzhein a vu en Angleterre (c'est Gall qui parle), jusqu'à cinq hydrocéphales jouissant de leurs facultés intellectuelles. Entr'autres un jeune homme de dix-neuf ans dont la tête avait trente-trois pouces de circonférence (mesure de Vienne), ce qui supposait de douze à quinze livres d'eau dans son crâne. Malgré sa maladie, il saisissait très-bien ce qu'on lui disait, il avait des idées religieuses : tous ses discours annonçaient de la raison : et pourtant chez cet hydrocéphale le cerveau était tellement désorganisé par le liquide qui le pénètrait de toutes parts, qu'il n'offrait plus qu'une masse réduite en une espèce de bouillie qui ne permettait plus de le reconnaître.

Magendie (p. 53, tome IX, *Journal de Physiologie*), cite l'exemple d'une atrophie du cerveau portée si loin que l'un des deux hémisphères manquait complètement et l'autre se trouvait considérablement réduit sans que la liberté d'esprit du malade en eût ressenti la moindre atteinte.

Andral dans sa Clinique (p. 618, tome VI), cite un autre exemple d'atrophie dans lequel toute la portion supérieure des deux hémisphères manquait : et le malade, âgé de vingt-huit ans, resta jusqu'à sa mort parfaitement sain d'esprit, sans que pendant sa vie ses discours eussent fait soupçonner le moins du monde la réduction de son cerveau.

Le docteur Read a vu la totalité du cerveau (p. 353, tome XVI, *Journal des sciences médicales*), substance corticale et substance médullaire, tellement atrophiée dans un enfant de seize ans qu'elle ne présentait plus, dans l'intérieur du crâne, qu'un ou deux pouces d'épaisseur : et cependant le sujet avait conservé jusqu'à la mort l'intégrité de ses facultés intellectuelles et sensoriales lesquelles étaient remarquables pour son âge.

Que dites-vous de ces faits authentiques et incontestables puisqu'ils sont certifiés par des médecins du plus grand renom, qui les ont vus de leurs propres yeux? Y trouvez-vous une réponse suffisante à votre grande assertion, que le cerveau en vieillissant se ramollit et qu'en se ramollissant il ramollit l'intellect? Vous ne vous doutiez pas, je pense, qu'il pût exister des cerveaux ramollis à un tel degré sans aucun préjudice pour l'intelligence. Et cela n'a rien d'étonnant, à vingt ans on ne saurait en savoir autant qu'à soixante, en ce sens que vingt années d'études de la part de la même intelligence ne sauraient lui apporter autant de science qu'un temps double et triple. L'époque de la décadence organique dans la vie de l'homme commence vers la quarantième, année de son âge. Et la pensée, d'après votre système, devant partager le même déclin, il s'ensuivrait que l'esprit serait déjà vieux à cinquante et soixante ans. Et cependant c'est l'époque où les plus grands écrivains ont produit leurs chef-d'œuvres. Racine a terminé sa carrière par *Athalie*; Montesquieu touchait à sa soixantième année quand il publia son *Esprit des lois*; Bossuet, à soixante-quinze ans jouissait de toute la vigueur de son intelligence; Rollin avait 77 ans quand il commença son *Histoire ancienne*. Le médecin Lordat, ancien professeur à l'École de médecine de Montpellier, a fait un livre fort curieux sur la perpétuité de la jeunesse de l'âme, qu'il appelle l'insénescence du sens intime, tout rempli de faits analogues à ceux que je viens de citer.

Voyons maintenant ce que prouvent les seize observations qui remplissent les trois-quarts de votre thèse et qui vous ont été fournies par les médecins de la Salpêtrière, ainsi que vous nous l'apprenez vous-même, p. 20 de votre thèse. — Prouvent-elles ce que vous voulez prouver, savoir que le cerveau en vieillissant se ramollit, et que la pensée partage sa décrépitude ? Quoique vous ne le disiez pas, c'est bien là le but de votre thèse, ou elle n'a aucun sens. Et bien atteignez-vous votre but ? Vos exemples tous choisis nous montrent-ils l'intelligence malade, affaiblie, en même temps que le cerveau ? Pas le moins du monde. Les lésions encéphaliques que vous nous citez entraînent leurs conséquences ordinaires, la paralysie d'une partie du corps, mais non la paralysie de la pensée ; quelquefois de la langue, mais non de la raison. Vos exemples prouvent contre vous. Et prouveraient-ils en faveur de votre système, vous n'en seriez pas plus avancé : car contre vos seize cas de ramollissement, toujours suivis je le suppose, de quelque trouble intellectuel, j'aurais à vous opposer un nombre cent fois et mille fois plus grand de cas tout opposés, c'est-à-dire de cerveaux vieillis sans aucun dommage pour l'intelligence. N'êtes-vous jamais entré dans quelqu'un de ces asiles, si nombreux en France, créés par la charité chrétienne, où la vieillesse abandonnée trouve sécurité, repos et protection ? Les octogénaires n'y manquent pas : on les compte par centaines Ce sont autant de cerveaux vieillis, ramollis probablement : et pourtant ce qui frappe dans toute cette population chargée d'année c'est son bon sens, sa patience, son courage, sa résignation, sa reconnaissance envers les saintes filles vouées par état à leur soulagement. Leur cerveau est caduc, je le veux bien, mais l'intégrité de leur moral est patente : tirez vous-même la conclusion, et dites-nous si les faits, si la science vous donnent tort ou raison.

MÉDECINE ORGANICIENNE

L'organicisme est un système médical inauguré en France, il y a environ un demi-siècle, par le docteur Rostan, mort en 1856, laissant après lui plusieurs ouvrages parmi lesquels un volume consacré tout entier à l'exposition et à la défense de sa doctrine. Le but de son livre est de ruiner de fond en comble deux systèmes qu'il avait toujours combattus, parce qu'il les regardait comme destructeurs de la vraie science médicale savoir : la vitalisme et l'animisme qui se confondent en un point commun, de professer l'existence d'un agent invisible appelé par les vitalistes, *principe vital*, et par les animistes, *âme inconsciente,* dont le rôle est de présider à la production et à la direction des phénomènes de la vie physiologique, et d'étendre son pouvoir jusqu'à opérer la guérison des maladies qui attaquent les organes, ce qui le transforme en une espèce de médecin inspiré qui réduit la médecine savante ou scientifique au rôle de simple puissance auxiliaire. Le docteur Rostan pour écarter sans retour ces deux systèmes, qui lui semblaient les antipodes de la vraie médecine, posa comme premier principe de sa nouvelle doctrine, que *l'âme ne saurait être malade*, (p. 330, 2e aphorisme). Sa nature, dit-il, s'y oppose : car d'après la définition qu'en donnent les philosophes, les théologiens et l'Église, l'âme est un esprit *pur*, *immatériel*, *immortel*, par conséquent un être indécomposable, inaltérable. Or, toute maladie étant une altération, une décomposition, la nature de l'âme ne lui permet pas d'être malade, dès-lors il faut la laisser à l'écart, loin de tous les maux qui attaquent le corps. il ne faut la mêler en rien dans les affections maladives, d'où il suit que le vitalisme et l'animisme n'ont plus de raison d'être ; car leur agent invisible, principe vital ou âme inconsciente, n'a plus aucun rôle à jouer, il doit être mis de côté. A l'objection qu'on lui faisait que l'état de délire auquel l'âme était sujette, constituait une vraie maladie, il répondait et ses disciples répondent de même, qu'à proprement parler, « il n'y a pas de maladies de » l'esprit (p. 163), qu'il n'y a que des maladies du cer- » veau ; que c'est dans l'instrument qui manifeste l'intel- » ligence que réside la lésion, et que c'est cette lésion qui » porte le trouble dans les idées. —

Le docteur Rostan reconnaît l'influence du moral sur le physique : il en cite des exemples (p. 55) très-décisifs et termine son chapitre par cette remarque : « Il n'y a pas » de médecin qui n'ait pu, par ses conseils, faire revenir » à la vie quelque victime des passions ; il serait aisé de » prouver l'influence pernicieuse de l'excès des veilles, du » travail intellectuel, de l'abus des plaisirs, qui donnent » naissance à autant de maladies, cérébrales ou organiques,» ce qui ne l'empêchait pas de dire en résumant sa doc- trine, « au point de vue médical ou pathologique, il » n'existe dans l'homme que des organes et des fonctions » (p. 328) ; et à la page 163, toute les maladies même » mentales ont leur siége dans la lésion de quelque orga- » ne ou dans la lésion de quelqu'une de leurs fonctions. » Tel est l'organicisme : qu'en faut-il penser? D'abord qu'il n'est pas une doctrine matérialiste ; car lorsqu'on accusait l'auteur de cette doctrine de favoriser le matérialisme par le rôle absolument négatif qu'il assignait à l'âme, ce qui est, il est vrai, une autre manière de l'éliminer; il répondait à ses antagonistes : Lequel est le plus véritablement matérialiste, ou de celui qui fait l'âme sujette à être malade et par suite à périr, ou de celui qui la déclare inaccessible à toute espèce de maladie? Non, le docteur Rostan n'a jamais été matérialiste, car le moins que l'on puisse faire, c'est de le croire sur parole, puisqu'il affirme à haute voix le spiritualisme. Cette remarque, que nous faisons à dessein, est à l'adresse de ceux de ses disciples qui font synonimes les deux mots organicisme et matérialisme.

Toute la doctrine organicienne étant renfermée dans les deux propositions que l'auteur appelle deux aphorismes, 1° l'âme ne saurait être malade, 2° toute maladie mentale ou autre provient d'une lésion organique,— il est facile de la juger. Est-il, que l'âme ne saurait être malade?— Oui, des maladies du corps, qui toutes supposent altération ou décomposition dans la partie lésée, car l'âme est simple, immatérielle, inaltérable; mais s'ensuit-il qu'elle ne puisse être malade à sa manière, qu'elle ne puisse être atteinte des maladies qui lui sont propres, de la folie, de la vésanie, de la monomanie et des diverses autres espèces d'aliénation mentale? Évidemment la folie n'est ni un état sain, ni un état normal; c'est donc un état maladif : qu'elle vienne d'une lésion cérébrale ou d'ailleurs, c'est une autre question : il faut d'abord constater le fait et déterminer sa nature avant de s'enquérir de son origine. Le genre de provenance d'un mal, n'en change pas le caractère. La folie, encore une fois n'est pas un état normal, c'est un état anormal, une vraie maladie; d'où vient-elle? Le docteur Rostan répond : Elle vient toujours du cerveau (p. 163); mais sa doctrine bien comprise n'admet pas cette réponse absolue, *toujours*. Il nous dit en effet que la volonté, les idées, les passions, mod fient le cerveau ; il peut donc arriver qu'un profond chagrin, qu'un accès de désespoir, de colère, d'emportement, modifiant profondément le cerveau, produisent une lésion ; et alors nous aurons deux sortes de lésions encéphaliqutes; les unes provenant d'un accès de folie qui les a déterminées, et les autres, d'un agent matériel qui les aura fait naître en blessant le cerveau. Le docteur Rostan en disant que la folie vient toujours du cerveau, va donc contre son propre système, qui reconnaît au moral, c'est-à-dire aux idées, aux passions, à la volonté, la puissance de modifier le cerveau et par suite, de le frapper d'une lésion, comme dans le cas d'un excès de travail intellectuel. Les deux propositions dans lesquelles il résume son système, et qu'il appelle deux aphorismes, contiennent donc chacune une erreur grave : la première, que l'âme ne saurait être malade; la seconde, que toutes nos maladies proviennent d'une lésion organique. Ces deux erreurs démolissent toute la doctrine : car s'il n'est plus vrai qu'il faut mettre l'âme de côté puisqu'elle intervient dans nos maladies, il n'est plus vrai non plus que toutes nos affections maladives proviennent d'une lésion organique. S'ensuit-il que le vitalisme et l'animisme soient réhabilités? Pas le moins du monde. Il y a dans ces deux systèmes, deux choses : des faits d'abord, puis une conclusion bien ou mal induite de ces faits. Les faits constatés par l'observation demeurent ce qu'ils sont; aucune argumentation ne peut les détruire. Ainsi il demeure toujours vrai que dans certains cas l'organisme blessé travaille de lui-même à réparer les désordres survenus dans quelqu'une de ses parties ; les deux lèvres d'une blessure se rapprochent spontanément et tendent à se rejoindre ; mais s'ensuit-il qu'il existe un principe vital, une espèce d'âme chargée de présider à ce travail ? C'est ici que commence l'hypothèse et que la vérité abandonne le vitalisme.

De même pour l'animisme : il est des actions que nous faisons sans en avoir conscience et que nous faisons avec intelligence, comme de nous couvrir pendant la nuit pour nous soustraire au froid, ou de changer de place pendant que nous sommes couchés pour sortir d'une position gênée. S'ensuit-il que ce soit notre âme qui a voulu et accompli ces actes ? Nous n'en savons rien. L'affirmer, c'est dire plus qu'on ne sait ; c'est tomber dans l'hypothèse. Mais la partie hypothétique du système animiste de Stalh ne doit pas faire repousser la partie positive qui s'appuie sur des faits certains, incontestables, seulement mal interprétés. L'erreur qui se rencontre dans une doctrine et quelquefois la vicie totalement, ne doit pas pour cela, faire repousser les quelques vérités qui lui ont servi de préface.

MÉDECINE EXPÉRIMENTALE

La médecine expérimentale de M. Claude Bernard n'est pas plus matérialiste que la médecine organicienne ; car son promoteur nous dit (p. 227 de son rapport sur les progrès de la physiologie : « L'âme c'est la force spontanée ;
» la matière quelle qu'elle soit est toujours dénuée de spon-
» tanéité. La matière organisée du cerveau qui manifeste
» des phénomènes de sensibilité et d'intelligence n'a pas
» plus conscience de la pensée que la matière brute d'une

» horloge n'a conscience de l'heure qu'elle indique. Le » cerveau et l'horloge sont deux mécanismes, l'un vivant, » l'autre inerte; voilà toute la différence. Il ne faut pas » confondre les causes et les conditions, et cela aussi bien » dans les phénomènes des corps bruts que dans ceux des » corps vivants. Les conditions jouent le rôle de causes se- » condes ou prochaines; les causes premières sont hors de » la portée de l'expérimentateur et ne doivent jamais le » préoccuper (p. 228). »

Ces paroles sont claires et formelles. M. Claude Bernard refuse à la matière quelle qu'elle soit, même à la matière cérébrale, la propriété de devenir cause et par conséquent de produire la pensée. Il ne voit en elle que la condition de la manifestation de l'intelligence; mais il ne veut pas que l'on s'occupe de l'âme : il demande ce que demande l'organicisme, qu'on la laisse de côté. Or, le peut-on? L'âme ou la cause première des phénomènes qui composent la vie de l'homme se manifeste par des faits, les uns objectifs ou extérieurs et les autres subjectifs ou intérieurs, et les uns et les autres également observables ou par l'œil du corps ou par le regard de la réflexion, et parce que les uns et les autres se rencontrent dans les maladies de l'homme, pourquoi exclure ceux qu'on appelle *subjectifs*, c'est-à-dire moraux ou psychologiques, ainsi que le veut M. Claude Bernard (p. 114)? Où est le motif de cette exclusion? On ne peut, dit M. Claude Bernard, sonder l'essence de l'âme (p. 114); mais il ne s'agit nullement de sonder l'essence ou la nature intime de l'âme. Il ne faut pas déplacer la question. L'âme ou le moral agit sur le corps : elle intervient dans les maladies humaines par le jeu des passions, par l'action des idées. Les idées et les passions sont des phénomènes *subjectifs* ; mais qu'importe ? ils sont observables et jouent un grand rôle dans les maladies : les écarter, refuser d'en tenir compte, c'est mutiler la médecine : c'est lui enlever l'un de ses sujets d'études les plus féconds ; et puis, ne faut-il pas embrasser tous les éléments de la maladie si l'on veut se rendre capable de la guérir ? M. Claude Bernard ne nous parle-t-il pas de l'*idée à priori*, qu'il nous dit venir de la raison et diriger la méthode expérimentale ? C'est pourtant là un phénomène *subjectif*. Tout en nous prêchant l'exclusion absolue des faits purement *subjectifs*, il nous donne l'exemple du contraire ; tout le premier, il est infidèle à sa méthode et pour une bonne raison : c'est qu'il est impossible, les idées et les passions intervenant dans nos maladies, de supprimer cet élément qui, si souvent, leur donne naissance et fait partie intégrante de leur constitution. Le fait *subjectif* ou animique n'est pas observable sans doute avec la loupe ou le microscope : il n'est pas matériel, mais il n'en est pas moins un fait et un fait majeur dont tous les médecins aliénistes tiennent grand compte. Refuser de le comprendre parmi les éléments de la science médicale, parce qu'il échappe à l'œil nud et au scalpel, c'est faire de l'arbitraire ; c'est obéir à un parti pris d'avance, à une idée systématique : autant vaudrait dire : Nous n'admettons pas la raison, parce qu'elle est un phénomène *subjectif*.

Ce sont là, dit quelque part M. Claude Bernard, *affaires de sentiments* : il veut dire sans doute affaires de croyances religieuses : — il se trompe ; il ne s'agit nullement de faire croire à l'existence de l'âme ; mais bien d'admettre ce qui est établi et démontré par une expérience journalière, savoir que parmi les éléments constitutifs de nos maladies il se rencontre fréquemment un élément moral ou animique qu'on ne peut pas négliger sans compromettre la guérison des malades ; M. Claude Bernard ne paraît pas vouloir être médecin à la manière d'Érasistrate ou du docteur Dumoulin, dont le nom pourtant est et sera à jamais honoré à cause de la généreuse application qu'il faisait de la thérapeutique morale. Il voudrait encore moins faire de la médecine à la façon du célèbre Pinel, qui rendait la santé et la raison à ses malades par le seul emploi des remèdes moraux. Nous venons de citer le médecin Dumoulin : voici ce que le docteur Rostan nous apprend sur son compte, (p. 55, de son livre sur l'organicisme). Ayant appris que le chagrin de ne pouvoir faire honneur à ses affaires entraînait l'un de ses malades au tombeau, et que ce chagrin était la vraie cause qui rendait impuissants tous ses efforts pour le sauver, il laisse un jour cette ordonnance : *Bon pour trente mille francs à prendre chez mon notaire...* ; et le malade fut guéri.

TABLE

Bordeaux. — Imp. de F. Degréteau et Cie.

www.ingramcontent.com/pod-product-compliance
Ingram Content Group UK Ltd.
Pitfield, Milton Keynes, MK11 3LW, UK
UKHW012107240726
13965UKWH00004B/1598